AF475107

PUBLICATIONS DU JOURNAL DES SCIENCES MÉDICALES DE LILLE.

PHYSIOLOGIE GÉNÉRALE.

LE PROTOPLASMA INCOLORE

ET

LA SYNTHÈSE ORGANIQUE,

PAR

LE DOCTEUR BALTUS,

Professeur de Physiologie à la Faculté libre de Médecine,
Médecin du Dispensaire Saint-Raphaël.

PARIS,
LIBRAIRIE J.-B. BAILLIERE ET FILS,
19, RUE HAUTEFEUILLE, 19
(près du boulevard Saint-Germain).
1880.

PUBLICATIONS DU JOURNAL DES SCIENCES MÉDICALES DE LILLE.

PHYSIOLOGIE GÉNÉRALE.

LE PROTOPLASMA INCOLORE ET LA SYNTHÈSE ORGANIQUE,

PAR

LE DOCTEUR BALTUS,
Professeur de Physiologie à la Faculté libre de Médecine,
Médecin du Dispensaire Saint-Raphaël.

PARIS,
LIBRAIRIE J.-B. BAILLIERE ET FILS,
19, RUE HAUTEFEUILLE, 19
(près du boulevard Saint-Germain).
1880.

PHYSIOLOGIE GÉNÉRALE.

LE PROTOPLASMA INCOLORE ET LA SYNTHÈSE ORGANIQUE.

On admet généralement aujourd'hui que les différentes individualités cellulaires, isolées ou agminées, ont pour point de départ une masse génératrice amorphe ou protoplasma, et ce n'est qu'à un certain degré de développement que leur forme se dessine par la condensation successive du noyau et de la membrane enveloppe. Dans un certain nombre de cas, le perfectionnement fait entièrement défaut, ou s'arrête d'une manière définitive à l'une des phases d'évolution.

Quelque soit la complexité des formes organisées, le protoplasma représente toujours et partout l'élément fondamental en qui se résume l'activité de l'ensemble : le dernier degré de la décentralisation anatomique et vitale.

Si maintenant nous nous reportons aux définitions du mot protoplasma, nous voyons qu'on entend ainsi : « Un liquide azoté, plus ou moins filant et muqueux, composé d'une substance unissante, translucide, et de granulations graisseuses et albuminoïdes. »

(Cauvet) [1]. — « C'est un corps défini, *non plus morphologiquement*, comme on avait cru que devait être tont corps vivant, mais chimiquement, ou du moins par sa constitution physico-chimique (Cl. Bernard) [2]. En appliquant ce terme, dit Huxley, avec toute la réserve qu'impose notre ignorance absolue des choses auxquelles il s'applique, nous pouvons dire, avec vérité, que tout protoplasma est semblable à la protéine, ou, comme le blanc d'œuf ou albumine est un des composés les plus communs de la protéine à peu près pure, nous pouvons dire que toute matière vivante est plus ou moins semblable à l'albumine. » [3]

Le résultat le plus important de cet exposé est que « la base physique de la vie, » le substratum constant de toute individualité vivante se réduit schématiquement à un *liquide*, à une dissolution plus ou moins complexe de différents matériaux, principalement de substance carbonée albuminoïde ; c'est une substance sans forme, sans structure, sans organisation, par conséquent, qui représente pour la majorité des auteurs, ce qu'il y a de réellement actif dans tout être doué de vie, par conséquent ce qui absorbe, digère, assimile et désassimile, évolue et se reproduit.

La réfutation expérimentale de cette conception du protoplasma a été faite depuis longtemps par M. A. Béchamp. Quand on examine à un fort grossissement (750 D) les masses organiques, amorphes en apparence, qu'il convient de reconnaître comme le milieu générateur des formes anatomiques plus élevées, cellules, fibres, tubes, etc., on aperçoit constamment un nombre plus ou moins

(1) Cauvet. *Du protoplasma*, thèse de Montpellier. 1871.

(2) Cl. Bernard. *Leçons sur les phénomènes de la vie*, 1878, t. I, p. 193.

(3) Huxley. *La base physique de la vie* (*Revue c. sc.*, VI, 514). — Voir en outre : De Lanessan. *Du protoplasma végétal*, thèse d'agrégation, 1876.

considérable de granulations moléculaires que tous les histologistes avaient signalées et représentées, mais sans en pénétrer la nature et les fonctions. Dans ces granulations, témoins constants de la naissance et de la mort des éléments anatomiques, que Schwann groupait pour créer une cellule, que Burdach signalait dans ce que, le premier, il a appelé un blastême, nul n'avait soupçonné la vie; ce n'était là, pour tous les observateurs, que de la matière minérale, graisseuse, pigmentaire dans un état de division extrême.

M. A. Béchamp fut amené par ses recherches sur les fermentations (1855) à reconnaître la présence constante dans les milieux de cet ordre, d'une autre espèce de granulations moléculaires, dont l'analyse élémentaire révèle la constitution albuminoïde et qui sont à la fois les organismes les plus simples et les plus actifs que l'on connaisse. J'ai nommé les microzymas dont l'histoire détaillée ne saurait être donnée ici, mais qu'il importe de reconnaître comme le lien généalogique substantiel et direct de toutes les formes organisées, simples ou complexes.— Leur vie n'est pas douteuse, car on peut les isoler et démontrer qu'ils se nourrissent et se reproduisent; leur évolution est évidente, car on peut *in vitro* et dans des conditions mésologiques convenables, former avec eux, ici des cellules, là des bactéries ; enfin, leur présence est constante dans tous les tissus, dans toutes les humeurs des êtres organisés, et quand on les retrouve ailleurs, par exemple dans des terrains géologiques, dans les calcaires, dans les poussières, il est encore possible de démontrer qu'ils se rattachent à travers la série des âges, à quelque forme organisée antérieure.

La mise en scène de ce nouvel élément fait plus que reprendre à l'hétérogénie la somme des faits portés jusqu'alors à son actif pour les rattacher à la loi commune de la biogénèse ; elle rétablit, en outre, cette vérité si longtemps considérée comme absolue et qui n'a point cessé de l'être, à savoir que le caractère statique et fondamental de ce qu'on a appelé la « matière vivante, » n'est pas dans la composition chimique, mais bien dans l'arrangement hétérogène des matériaux, dans l'édification, en un mot dans la structure. Il n'y a donc pas de matière vivante, il n'y a que des organismes vivants et c'est dans ces appareils et non dans leur véhicule organique, milieu complexe de matériaux alibiles et désassimilés qu'il convient de voir l'élément caractéristique, essentiellement vivant et actif du protoplasma ; là, et non ailleurs, est le siège réel de ses propriétés nutritives et évolutives.

Ceci posé, nous pouvons dire que le protoplasma incolore est à la base de toute individualité vivante, animale ou végétale, et l'étude isolée des procédés de nutrition de ses microzymas constitutifs est la confirmation peut-être la plus décisive, nous ne dirons pas de l'uniformité, mais de *l'unité fonctionnelle* dans les deux règnes.

Quelque soit leur source d'emprunt, végétale ou animale, tous les microzymas à l'état libre, se comportent, en effet, comme des appareils de synthèse et d'analyse aptes à former et à dédoubler la matière organique ; mais il est déjà possible de reconnaître en eux certaines différences, au point de vue de la portée de leur activité purement chimique, et ces différences, très-appréciables quand on a soin de les soumettre aux mêmes conditions de milieu, sont en rapport avec leur origine et avec leur âge.

C'est ainsi que les microzymas de la craie de Sens, à la température de 40°, fluidifient rapidement l'empois et le font fermenter avec dégagement d'acide carbonique et d'hydrogène ; en revanche, les microzymas du tuf de Castelnau, parmi les débris géologiques duquel on trouve des débris d'olivier, de smilax et d'autres plantes, mais nul vestige animal, ne le fluidifient pas dans les mêmes conditions, bien que le microscope y révèle des microzymas semblables pour la forme et le volume; après deux mois, on ne constate aucun phénomène de fermentation; cependant l'action n'est pas absolument nulle : il se forme des traces d'acides volatils; mais si on considérait seulement ce qui se passe dans l'intervalle de quelques jours, on conclurait à la nullité d'action. Les microzymas buccaux saccharifient rapidement l'empois ; les microzymas du foie le liquéfient et le transforment en produits dérivés de la fécule, mais n'aboutissent pas à la formation du glucose. Les microzymas du pancréas agissent avec une extrême énergie, etc.

M. J. Béchamp a constaté que l'activité des microzymas varie aux différents âges d'un même être; ainsi ceux du foie sont d'autant moins actifs que le sujet est plus jeune; ceux du pancréas ne possèdent le pouvoir saccharifiant que vers le 7e mois; ceux du cerveau d'adulte n'agissent pas sur l'amidon, mais cette action est énergique pour le cerveau du fœtus, etc. (1)

Il convient donc de reconnaître, dans l'unité fonctionnelle, de nombreuses modalités, vérifiables non-seulement pour les éléments fondamentaux des différentes espèces d'êtres organisés, mais encore pour ceux d'un même centre d'activité aux différents âges d'un même être. On remarquera notamment ce fait très-important et bien acquis, qu'en général les microzymas végétaux, exception faite pour ceux de la graine, sont incapables d'agir chimiquement comme les microzymas animaux et leur sont extrêmement inférieurs au point de vue des énergies nutritives.

Les expériences de M. A. Béchamp ont encore mis en lumière

(1) J. Béchamp. *Des microzymas et de leurs fonctions aux différents âges d'un même être*, thèse de Montpellier, 1875.

cette autre vérité d'une portée absolument générale, que la qualité et la direction des actes nutritifs et évolutifs du microzyma, indépendamment des aptitudes transmises, sont encore en rapport avec les conditions dites de milieu. Cette démonstration rehausse et précise le rôle qu'il convient d'accorder à la membrane de cellule. Il n'est pas exact de dire, avec Brücke, que la présence d'une enveloppe est déjà un signe de sénilité, mais il convient de la considérer, au contraire, comme un signe de perfectionnement, une première réalisation de la division du travail, en raison de son intervention dominante dans le fait même et la qualité des échanges endosmo-exosmotiques qui se passent entre le protoplasma d'une part, et d'autre part les milieux extérieurs à la cellule. Que ces échanges, qui révèlent de la part de la membrane enveloppe une véritable élection de certains principes immédiats, à l'exclusion de tels autres, soient uniquement en rapport, comme le prétend M. Robin, avec les qualités spéciales physico-chimiques des différentes espèces d'éléments : c'est là une supposition complètement en désaccord avec ce que nous savons d'expérimental sur les diversités fonctionnelles que présentent, dans les mêmes conditions, des formes organisées identiques au point de vue de la structure et de la composition élémentaire. Il n'est donc pas permis de négliger, comme on tend à le faire aujourd'hui, le rôle de la membrane enveloppe au profit du protoplasma; celui-ci, à la vérité, fait son enveloppe, *il se fait donc son milieu*, mais à partir de ce moment, ses rapports avec l'extérieur et l'évolution ne sont plus les mêmes. — De même, dans un composé chimique, les propriétés des composants disparaissent pour faire place à des propriétés nouvelles. — Voici quelques exemples à l'appui de notre assertion :

La mère de vinaigre se décompose au microscope en granulations moléculaires de 1 à 3 μ, isolées ou déjà développées en petits bâtonnets droits ou courbes englobés dans une substance hyaline.

Placée dans une dissolution de sucre de canne, elle lui fait subir une fermentation : de l'alcool, de l'acide acétique sont produits, mais elle ne change ni de forme, ni d'aspect. Introduite dans l'empois de fécule, elle le fluidifie, la fécule se dissout et fermente, de l'alcool et de l'acide acétique naissent encore ; mais les granulations ne subissent, comme précédemment, aucun changement physique. Il n'en est plus de même dans les conditions suivantes :

Si l'on introduit la mère de vinaigre dans une dissolution de sucre de canne faite avec du bouillon de levûre créosoté et filtré, (ce bouillon contient de la matière albuminoïde, de l'acide phosphorique libre, des sulfates, de la chaux, de la magnésie, de la potasse); à peine 24 heures après, une fermentation très-vive s'établit, de l'acide carbonique se dégage, et quand le dégagement a cessé, on trouve les différents termes de la *fermentation alcoolique ;* alcool, acide acétique, glycérine, etc. En même temps la mère de vinaigre a *évolué en belles et grandes cellules incolores.*

Changeons maintenant une des conditions de l'expérience, en ajoutant simplement à la liqueur du carbonate de chaux chimiquement pur : les signes d'une *fermentation lactique et butyrique* apparaîtront bientôt ; le mélange contiendra une foule de bactéries et la membrane de la mère paraîtra elle-même comme tissée de ces bactéries [1].

β. — Nous avons dit que les microzymas du foie, isolés, ne saccharifient pas l'empois, mais le conduisent seulement à l'état de fécule soluble ; cependant la pulpe de foie, lavée, détermine très-rapidement la transformation glucosquie. La raison est que les

---

(1) *Recherches sur la nature et l'origine des ferments,* par M. A. Béchamp (*Ann. de Chimie et de Physique,* t. XXIII).

microzymas du foie ont besoin, pour la formation du glucose, de leur milieu propre, c'est-à-dire de la cellule, avec les matières albuminoïdes de laquelle ils produisent le ferment soluble ou zymase qui est l'argent de la saccharification [1].

γ. — C'est un fait bien connu que la levûre de bière placée dans une dissolution de sucre de canne, lui fait subir rapidement la transformation alcoolique.

Avec l'empois d'amidon, les choses se passent différemment : les cellules de la levûre fluidifient l'empois, mais ne vont pas au-delà de la fécule soluble. Abandonnées à elles-mêmes dans ce mélange, elles deviennent granuleuses, leur noyau se résorbe et finalement elles se réduisent en leurs facteurs primitifs, de sorte qu'à la place de l'élément cellule, on ne trouve plus à un moment donné que des microzymas libres, dont quelques-uns évoluent en vibrions et bactéries. Dans ces conditions, l'addition de carbonate de chaux pur détermine en peu de temps un dégagement d'acide carbonique et d'hydrogène, *la fermentation est butyrique, et l'évolution bactéridienne* est générale.

D'autre part, quand on broie ensemble de la levûre de bière et du carbonate de chaux pur, on finit par réduire mécaniquement les cellules en leurs granulations moléculaires. Ces granulations, placées dans du bouillon de levûre sucré, se comportent comme la mère de vinaigre dans l'expérience citée plus haut ; elles reforment des *cellules de levûre* et l'on obtient une fermentation alcoolique régulière [2].

Et maintenant nous pouvons comprendre que les microzymas

---

(1) A. Béchamp. *Sur la nature et les fonctions des microzymas du foie* (*Comptes-Rendus de l'Acad. des Sc.*, t. LXVI, p 421).

(2) A. Béchamp. *Ann. de Ch. et de Phys*, *loc. cit.*

libres ou intra cellulaires végétaux ou animaux, tout en possédant des propriétés sensiblement identiques, présentent néanmoins des différences notables au point de vue de la portée et de la direction de leurs actes nutritifs et évolutifs. C'est que la qualité de ces actes est soumise à deux influences ; 1° l'état antérieur ou impulsion ancestrale ; 2° l'état actuel représenté par les conditions de milieu, nature des principes immédiats ambiants, présence ou absence de le membrane enveloppe, etc.

Nous retrouvons les mêmes idées développées en ces termes par M. Bertillon : « Un être vivant, depuis son apparition à l'état d'ovule jusqu'à la dissolution finale, se développe dans tel ou tel sens par le fait du conflit des deux antécédents dont il est la résultante, à savoir l'état précédent qui va être modifié, et l'état du milieu au sein duquel se produit la modification. L'état précédent ou l'*antécédent* proprement dit, par son premier terme, vient en ligne directe de l'ancêtre. Cette première influence nous poursuit, nous domine depuis le premier moment de notre existence jusqu'au dernier et il implique contradiction que *directement* nous puissions rien sur lui : nous n'avons pas de pouvoir rétroactif, nous ne pouvons modifier l'ancêtre ; mais l'autre influence, celle du milieu, bien qu'aussi nécessaire, n'est pas aussi invariable ni aussi hors de notre portée.... Nous ne connaissons, nous n'admettons que ces deux influences dominatrices de nos existences. (1) »

Cl. Bernard disait que le germe semble garder la mémoire de l'organisme dont il procède. On pourrait dire encore avec non moins de vérité qu'il est déjà tout ce que l'être a été et tout ce qu'il sera, sauf perturbation mésologique. Cette formule est vraie

---

(1) Art. *Mésologie* du *Dict. enc.*

dans son ensemble et confirmée encore par les enseignements de la pathologie ; mais cette mémoire du germe a-t-elle un corps, un substratum, une raison d'être matérielle et nécessaire ? Oui, sans doute, si l'on considère avec nous que le germe, œuf ou graine, à la façon de tout élément anatomique, est réductible en des formes plus simples, en ses premiers facteurs, en ses microzymas. Assurément il n'existe entre les granulations vivantes, de provenances les plus variées, aucune différence morphologique ou chimique : les microzymas du virus vaccin, de la mère de vinaigre, de la levûre, de la pustule variolique, de la craie, du foie, du pancréas, de la viande, du pus etc., ont un aspect identique et pourtant personne ne niera la diversité de leurs aptitudes fonctionnelles. Combien ces qualités spécifiques sont plus accentuées encore quand, au lieu de considérer les microzymas isolément, on les étudie dans leurs centres normaux d'activité, dans la cellule et dans l'agrégat cellulaire.

L'observation démontre que les individualités élémentaires, nées à l'état de formes cellulaires libres et primitivement représentées par une masse protoplasmique nue ou cytode, se munissent pour la plupart d'une enveloppe et arrivent à l'état de lépocytodes ou lépocellules ; or, dès ce moment, il est très généralement possible de les distinguer d'après leurs caractères purement statiques en groupes, appartenant à l'un ou l'autre des deux règnes, si l'on a recours à l'examen de leur composition immédiate étudiée à l'aide des réactifs ; en effet la paroi de toute cellule végétale, à un moment donné, se compose de cellulose qui résiste à l'action de la potasse, tandis que cet agent dissout la pellicule albuminoïde des cellules animales. Plus tard et dans la majorité des cas, la différenciation s'accuse encore davantage par l'apparition de la chlorophylle dans l'ensemble en certaines parties du protoplasma intra-cellulaire.

Malgré les incertitudes qui règnent encore aujourd'hui au sujet de la composition exacte de cette matière colorante, une chose est indiscutable, c'est qu'elle n'est autre chose qu'un produit d'élaboration du protoplasma intra-cellulaire, dans certaines conditions de lumière et de température. La chlorophylle se présentera d'ordinaire sous forme de masses arrondies ou polyédriques, ce sont les grains ou corps chlorophylliens ; d'autres fois elle envahira le protoplasma tout entier comme dans certaines algues ; mais dans tous les cas, les phénomènes d'accroissement et de division dont ces masses sont l'objet ne laissent aucun doute sur la nature réelle de leur substratum, qui n'est autre chose que la partie active et réellement vivante du protoplasma. Si l'on extrait la matière colorante par l'alcool, l'éther, le chloroforme, la benzine, il reste le protoplasma incolore, ou, pour parler plus exactement, les microzymas incolores. Il est possible de rapprocher de ces faits la formation des granules soit de mélanine, soit de zooxanthine, qui infiltrent à un moment donné le corps des chromobloates ou chromatophores chez les reptiles, les batraciens, les poissons. Hoppe a démontré que ces éléments sont primitivement incolores et ne se pigmentent qu'ultérieurement.

Du moment que la chlorophylle existe, la cellule végétale est en état de se manifester comme un appareil de réduction et de synthèse d'une énergie incalculable. Mais il importe encore de ne pas oublier que la chlorophylle seule ne suffit pas pour déterminer la réalisation d'un tel travail et il faut en outre la réunion harmonique d'un certain nombre de conditions parmi lesquelles la plus importante sans contredit est l'*état de vie* de la cellule ; une autre nécessaire également est *la dilution* convenable de l'acide carbonique ambiant, enfin l'intervention des ***radiations solaires.***

Un certain nombre d'observations nous permettent d'entrevoir aujourd'hui le mécanisme de cette intervention de la matière colorante. On sait que, contrairement aux prévisions générales, tous les phénomènes chimiques de la plante, tous ceux au moins qui dépendent de la lumière, sont provoqués exclusivement par des rayons de moyenne ou de faible réfrangibilité, c'est-à-dire par les rayons rouges, orangés, jaunes et verts, tandis que les rayons fortement réfrangibles, bleu, violet, n'ont aucune influence directe sur le verdissement de la chlorophylle, la réduction des composés carbonés et la synthèse organique et cependant ces derniers rayons agissent avec le plus d'énergie sur les sels d'argent et d'autres combinaisons minérales. D'après les récentes recherches de M. P. Bert [1], la partie du spectre nécessaire et suffisante pour l'entretien de la vie végétale et celle qui fournit le maximum de réduction d'acide carbonique serait même limitée aux rayons rouges. Or le spectre d'absorption de la chlorophylle en dissolution ou même d'une feuille verte fournit, indépendamment de 5 autres raies surnuméraires, une bande d'absorption à elle seule caractéristique et située précisément dans le rouge moyen. (Chautard). D'où l'on est en droit de conclure que le rôle de la chlorophylle dans les actions chimiques de la plante est de fournir aux microzymas intra-cellulaires la force vive indispensable à l'accomplissement du travail réducteur, fondement de la vie végétale.

Il est bien autrement difficile de pénétrer le mécanisme intime des actes de création organique dont les microzymas chlorophylliens sont le siège, et cela pour une double raison ; 1° l'état encore peu avancé de nos connaissances sur la synthèse des composés du carbone, et principalement des composés carbonés organisables,

---

(1) P. Bert. *Comptes-Rendus de l'Acad. des Sc.*, t. LXXXVII, p 695

2° l'impossibilité de conclure à priori des procédés de laboratoire aux procédés physiologiques et naturels. Sur ce point, nous sommes donc réduits aux hypothèses ; mais nous croyons utile de les résumer ici aussi brièvement que possible.

On sait que les composés ternaires peuvent être considérés comme formés par la réunion d'acide carbonique et d'eau ; d'autre part, lorsqu'un certain volume d'acide carbonique est décomposé par la plante, on recueille un volume d'oxgyène sensiblement égal à celui de cet acide ; la conception la plus simple est donc de supposer la réduction totale de l'acide carbonique par la plante et la réunion directe du carbone naissant aux éléments de l'eau pour former un hydrate de carbone·

1 litre ⎫ 1 litre O dégage
CO^2 ⎭ = $\frac{1}{2}$ litre C
\+
1 litre
HO ———————— CHO, hydrate de carbone

On préfère généralement aujourd'hui une autre interprétation primitivement émise par M. Boussingault et basée sur la décomposition concomitante de l'eau et la réduction incomplète de l'acide carbonique, son passage à l'état d'oxyde de carbone [1]. En effet, dans un certain nombre de ses expériences, M. Boussingault a constaté que le volume d'oxygène dégagé était supérieur au volume d'acide carbonique consommé, faits qui ne peuvent être expliqués qu'en admettant la décomposition de l'eau ; et d'autre part on sait que l'oxyde de carbone est plus apte à entrer directement en

(1) Wurtz. *Élaboration des matières organiques par le règne vegetal* (*Revue sc.*, 1872, p. 507).

combinaison que le carbone lui-même. Il s'unit au chlore à la température ordinaire, il se combine directement avec la potasse pour former l'acide formique (Berthelot) Si l'on chauffe à **102°** de l'acide oxalique cristallisé avec de la glycérine étendue d'une quantité convenable d'eau, l'acide oxalique est détruit, CO^2 se dégage et CO à l'état naissant se combine à l'eau pour donner l'acide formique :

$$C^2O^3 = CO + CO^2$$

$$2\,CO + CO^2 + 2\,HO = \underbrace{C^2HO^3, HO}_{\text{acide formique}} + CO^2$$

Enfin Th. De Saussure a établi et M. Boussingault a vérifié l'indestructibilité de l'oxyde de carbone par les végétaux. On peut donc supposer que les choses se passent de la manière suivante :

1 litre CO^2	$\frac{1}{2}$ litre O 1 litre CO	1 litre O dégagé
+		
1 litre HO	$\frac{1}{2}$ litre O 1 litre H	CHO, hydrate de carbone

Quant aux composés tels que les graisses, les résines, les essences, on peut concevoir leur formation par un mode analogue; mais, sans se prononcer formellement à cet égard, M. Dehérain croit qu'on serait plus près de la vérité « en admettant que dans les feuilles il se produit d'abord des glucoses par l'union de l'oxyde de carbone et de l'hydrogène, puis qu'ensuite les glucoses éprouvent diverses modifications, qu'ils perdent de l'eau et donnent du sucre de canne, de l'amidon, de la fécule, qu'ils éprouvent enfin des réductions plus profondes et se métamorphosent en corps gras, en hydrogènes carbonés, en essences, que des oxydations ultérieures peuvent encore modifier. Ces produits hydrogénés ne proviendraient donc pas d'une véritable assimilation de l'hydrogène, mais d'une réaction opérée postérieurement à la fixation de carbone et des éléments de l'eau (1).

L'indécision est plus grande en ce qui touche la synthèse des matériaux azotés. L'assimilation directe de l'azote à l'état libre est, il est vrai, soutenue par M. G Ville, et encore seulement « dans le cas d'une végétation très vigoureuse, » mais l'azote est doué d'affinités très peu énergiques et la plupart des chimistes se sont prononcés pour l'introduction de cet élément à l'état de combinaison, sous forme de nitrates ou d'ammoniaque. P. Thénard a démontré que, lorsqu'on chauffe du glucose avec des nitrates, ceux-ci sont réduits tandis qu'il se forme des composés riches en azote. On sait d'autre part que la richesse des terrains en nitrates et en alcalis est en rapport avec la teneur des végétaux en matières albuminoïdes. « On peut donc supposer que, sous l'influence des rayons solaires, les hydrates de carbone réagissent sur les nitrates et probablement aussi sur les sulfates qu'ils puisent dans le sol, les réduisent et s'unissent à l'ammoniaque et aux sulfures qui en résultent pour former les diverses matières albuminoïdes (2).

Quoiqu'il en soit, avec de l'acide carbonique et de l'eau, les microzymas chlorophyllieus peuvent produire tous les composés ternaires, si abondamment répandus dans les tissus végétaux; avec de l'acide carbonique, de l'eau et de l'oxyde d'ammonium, ils

(1) Dehérain. *La nutrition des végétaux* (Ann. Sc., 1867, p. 148).

(2) Gautier. *Chimie appliquée à la physiologie*, etc. 1874, t. I, p. 257

produisent encore les différents composés quaternaires, parmi lesquels les albuminoïdes contribuent à former la base de l'organisation végétale.

Mais, qu'on le remarque bien, ce n'est pas à la chlorophylle, ni aux rayons solaires qu'il convient de rapporter un semblable travail : ce sont là des conditions nécessaires au même titre que la présence de l'eau, la dilution préalable de l'acide carbonique, rien de plus. La cause réelle est, en définitive, dans le protoplasma lui-même, dans ses microzymas constituants, et elle ne réside pas dans la matière de ces microzymas, ni même dans leur structure, mais bien dans la *fonction* qui leur a été transmise avec l'organisation et que les conditions précitées manifestent, mais n'engendrent pas.

Cela est si vrai, qu'en l'absence même de la chlorophylle, nous allons voir d'autres unités vitales, identiques aux précédentes comme composition et comme structure, posséder encore la puissance réductrice et synthétique.

Quand on permet aux germes atmosphériques l'accès d'une dissolution de sucre de canne, absolument exempte de matière azotée, on observe, au bout d'un certain temps, l'apparition de moisissures incolores, en même temps que la conversion du sucre de canne en glucose et la formation d'une certaine quantité d'acide acétique (1). Cette expérience, faite par M. A. Béchamp, en 1855, est très-remarquable à plusieurs titres. En effet, le sucre de canne est une matière organique non organisable, aucun organe ne peut être formé de sucre; cependant les moisissures dégagent de l'ammoniaque quand on les chauffe avec de la potasse caustique;

(1) A. Béchamp. *Ann. de Ch. et de Phys.*, 3e série, 1858, p. 28.

elles contiennent donc de la matière carbonée albuminoïde : on est donc obligé d'admettre que ces organismes ont formé par *synthèse*, aux dépens des aliments ternaires contenus dans leur milieu et de l'azote libre ou combiné de l'atmosphère, les matériaux complexes qui entrent dans leur constitution. Dans ces conditions, le développement marche d'une manière très-lente à cause de la pénurie minérale; mais l'ensemble des phénomènes précédents acquiert une grande intensité quand on ajoute à l'eau sucrée certains sels, tels que du phosphate de soude ou du nitrate de potasse.

Le même auteur a démontré que l'alcool est un produit de la fermentation du sucre et de la fécule par le microzyma cretœ; toutefois, il s'en produit très-peu, un ou trois millièmes du poids de la matière fermentescible, parce que l'alcool est pour ces organismes élémentaires un véritable aliment, ou, pour mieux dire, un produit récrémentitiel. En effet, si l'on introduit les microzymas de la craie dans un milieu composé d'alcool très étendu et de syntonine pure, précipitée par l'ammoniaque d'une dissolution chlorhydrique parfaitement filtrée et créosotée, le tout étant soumis à une température comprise entre 36 et 40°, la fermentation s'établit, de l'acide carbonique, de l'hydrure de méthyle et une très petite quantité d'hydrogène se dégagent et, au bout de quelques mois, on reconnaît qu'il s'est formé toute une série d'acides gras volatils :

L'acide acétique, le propionique, le butyrique, le valérique, le caproïque, le caprylique.

Et d'autres acides d'un point d'ébulition plus élevé.

Or, tous ces produits, depuis l'acide proprionique, sont plus riches en carbone que l'alcool dont ils proviennent, l'aside caproïque contenant 12 équivalents, l'acide caprylique 16 équivalents de carbone quand l'alcool en contient seulement 4. Il y a donc eu formation d'un édifice chimique plus élevé que celui de l'alcool, *un travail de synthèse*.

La syntonine ne contribue que pour fort peu de chose au phénomène, car on la retire presque tout entière, et ce qui s'en perd se retrouve sous la forme des microzymas, lesquels ont augmenté de nombre et de poids en conservant leur forme [1].

De nombreux ensemencements effectués avec de la levûre de bière, montrent que des matières ternaires et des sels ammoniacaux suffisent à son développement ; cet organisme incolore a donc la faculté d'opérer le synthèse des albuminoïdes qu'il renferme aux dépens du carbone et de l'hydrogène du sucre, et de l'azote de l'ammoniaque qui disparaît peu à peu de la liqueur.

M. Raulin a démontré le même fait à l'aide de nombreuses expériences sur l'Aspergillus ; bien plus, la végétation et la fructification s'opèrent encore dans une solution de tannin [2].

Quelques germes de mycoderma aceti, plongés dans un milieu où il n'entre que les matériaux suivants : eau pure, magnésie, potasse, acide phosphorique, ammoniaque (d'un sel cristallisable pur), alcool ou acide acétique, produisent une quantité considérable de cellules nouvelles où l'analyse démontre la présence de matières albuminoïdes, de cellulose, de matières grasses, de matières colorantes, d'acide succinique, etc. (Pasteur) [3].

M. Béchamp a démontré que l'acétate de soude, comme beaucoup d'autres sels, peut moisir quand on expose sa dissolution au contact de l'air, et l'auteur a profité de ce fait pour résoudre une partie de l'histoire des fermentations ; il a réussi *à produire de*

---

(1) A. Béchamp. *Sur la fermentation caproïque de l'alcool* (*Comptes-Rendus*, t. LXVII, p. 558, et *Ann. de Ch. et de Phys.* (4), t. XIII, p. 103.

(2) Raulin. *Etudes chim. sur la végétation* (*Ann. des Sc. nat.*, série V XI)

(3) Pasteur. *Comptes-Rendus* 10 avril 1876.

l'alcool avec des matières purement minérales, sans addition d'aucune matière fermentescible capable de produire du sucre [1].

C'est ainsi que le mélange suivant :

Acétate de soude cristallisé, 300 gr.
Eau, 2.500 cc.

a été introduit le 4 février 1864, dans une fiole simplement recouverte par un papier et déposée sur une étagère du laboratoire.

Le 10 mai, des moisissures commençaient à apparaître.

Le 15 août, la solution était devenue, de neutre, franchement alcaline.

On mit fin à l'expérience un peu plus de quatre ans après, le 20 mai 1868; on trouva que les ferments étaient composés de microzymas, de petites bactéries ou bactéridies et de mucors volumineux, formés de filaments incolores enchevêtrés d'un grêle mycélium.

Le poids des ferments séchés à 100° était de 0 gr. 15.

Il y avait eu absorption d'oxygène, production d'alcool et d'acide formique.

Avec le mélange suivant :

Oxalate d'ammoniaque cristallisé, 65 gr.
Eau, 2,000 cc.

on observe la même apparition lente des moisissures ; elles sont à mycélium grêle et se présentent en touffes d'une grande blancheur, entrelacées de belles cellules ou spores elliptiques et de microzymas ; pas de bactéries.

---

(1) A. Béchamp. *Sur la fermentation carbonique et alcoolique de l'acétate de soude et de l'oxalate d'ammoniaque* (*Comptes-Rendus*, 1870, t. LXXI, p. 69).

Le poids de la matière desséchée à 100° est à peine de 0 gr. 08. Ici encore, il y a formation d'alcool, et, de plus, production d'une petite quantité d'acide acétique.

Il faut remarquer que l'acétate de soude et l'acide oxalique ou l'oxalate d'ammoniaque ne contiennent pas, même en puissance, l'un au moins, l'édifice de l'alcool. Ces expériences démontrent donc absolument que les produits formés viennent des moisissures, sont formés dans ces moisissures, lesquelles fonctionnant d'abord comme appareils de *synthèse*, forment la matière organique de leurs tissus, et, désassimilant ensuite, sécrètent l'alcool et les autres produits qui prennent naissance.

M. Méhay a vu également qu'un mélange d'acétate de soude, de phosphate et de nitrate de la même base peut fermenter, que l'acétate disparaît sous la forme de carbonate, qu'il se dégage de l'azote et qu'il se produit une matière glaireuse azotée, combustible, soluble dans l'acide chlorhydrique concentré et dans l'acide sulfurique monohydraté. L'auteur concluait « que ce fait semble ainsi confirmer, dans une certaine mesure, l'hypothèse des actions purement chimiques dans les phénomènes de fermentation (1). » C'est là une erreur, et M. J. Béchamp a démontré formellement que la matière glaireuse de M. Méhay est précisément le ferment, réductible par l'examen microscopique en microzymas libres ou associés, petites bactéries et vibrions, tous très mobiles et très grêles (2).

---

(1) *Sur un cas d'oxydation à froid de l'acide acétique, dans les liquides neutres ou faiblement alcalins, en présence des azotates et des phosphates de soude et de potasse*, par M. Méhay (*Journal de Pharm. et de Chimie*, 1876, 4e s., t. 23, p. 184.

(2) J. Béchamp. *Association française pour l'avancement des sciences*, 1876, p. 314.

Dans leurs recherches sur les mucorinées, MM. Van Tieghem et Le Monnier ont vu « qu'un grand nombre d'espèces se sont montrés aptes à végéter et à se reproduire en cellule dans tous les milieux essayés. » Ainsi ces champignons se sont développés dans une gouttelette de jus d'orange, dans un liquide purement minérai, composé de nitrate de chaux, phosphate de potasse, sulfate de magnésie, nitrate de potasse, eau, voire même dans de l'eau ordinaire. On est frappé d'étonnement quand on considère la faible quantité de matière nutritive employée dans ces cultures cellulaires (une goutte de liquide), et le développement parfois considérable du mycélium (1).

Enfin, nous possédons une expérience plus démonstrative encore que les précédentes, en ce qu'elle nous montre certains microzymas incolores, comme capables de réduire l'acide carbonique lui-même et l'eau, c'est-à-dire les composés les plus oxydés que l'on connaisse..

L'expérience est encore de M. A. Béchamp.

De l'eau distillée, très-pure, a été exposée au contact de l'air, dans une fiole fermée par un papier. Des moisissures incolores y sont apparues sous forme de microzymas, de petites bactéries et d'un mycélium très-fin. L'appareil a été mis ensuite à l'étude, et six mois après, M. A. Béchamp a pu recueillir assez d'alcool pour l'enflammer largement. Il s'était formé, en même temps, une petite quantité d'acides volatils et d'ammoniaque.

Il est donc bien certain qu'avec de l'eau distillée, avec de l'acide carbonique et les éléments de l'air, les moisissures ont végété, ont opéré la *synthèse de leur propre substance comme font tous les végé-*

---

(1) *Recherches sur les mucorinées*, par MM. Van Tieghem et Le Monnier (*Ann. des Sc. nat.*, *Botanique*, 5e série, 1873, t. 17, p. 261.

taux et qu'elles ont ensuite désassimilé de l'alcool formé par elles à l'aide de cette même substance [1].

J'ajouterai que dans les laboratoires, il n'est pas rare de voir des moisissures incolores se développer dans des solutions d'acides arsénieux, dans de l'acide sulfurique très-étendu, etc.

La démonstration est donc complète, et on ne saurait demander de preuves plus décisives de l'unité fonctionnelle. Cependant il importe de ne rien exagérer. N'oublions pas que les microzymas incolores sont de fait et par suite de l'absence de la matière colorante dans des conditions très inférieures aux microzymas chlorophylliens, en ce qui concerne la facilité et la rapidité d'action des actions chimiques réductrices et synthétiques, et cette différence est largement évidente dans les expériences précédentes.

Quand on étudie, non plus les individualités inférieures où les procédés fonctionnels se manifestent, pour ainsi dire, à l'état de nudité, mais bien les organismes complexes, on se heurte à des difficultés d'observation d'autant plus considérables qu'il s'agit d'êtres plus élevés dans la série. De là, sans doute, vient pour une bonne part le peu de progrès sérieux qui aient été réalisés dans cet ordre de recherches ; mais, dans notre opinion, cette indigence relative tient plus encore à la défectuosité de la méthode généralement employée jusque dans ces derniers temps et qui consistait à s'attaquer directement pour le déterminisme des fonctions physiologiques à l'édifice compliqué des organismes supérieurs. Ici, comme ailleurs, l'ordre logique consiste, au contraire. à remonter du simple au composé, à étudier l'incomplexe avant le complexe.

Si la vie d'un être n'est autre chose, comme le dit Virchow, que

(1) *Comptes-Rendus de l'Acad. des Sc.*, 1870, t. 71, p. 69.

le somme des vies individuelles de ses élements, il est bien évident, d'après ce que nous venons d'exposer, que les mêmes aptitudes, non-seulement analytiques mais encore synthétiques, doivent se retrouver partout, aussi bien chez les organismes supérieurs que chez leurs composants, ou, ce qui revient au même, chez les individualités mono-cellulaires. Mais il faut bien reconnaître que d'une manière générale, les exigences nutritives sont en rapport direct avec l'évolution, et notamment, à mesure qu'on s'élève dans la série animale, on rencontre un besoin plus absolu de trouver à l'extérieur et complètement préformés, les divers principes immédiats que l'analyse accuse dans la constitution. De là, le fait bien connu de la subordination alimentaire de l'animal à la plante verte.

Pour donner à cet emprunt sa véritable valeur, il faut réfléchir qu'il ne se réduit pas aux conditions d'un simple transport mécanique avec fixation consécutive. L'albumine, la fibrine, la caséine animale, ont assurément des analogies étroites avec les composés similaires qu'on retrouve dans les végétaux, mais si ces matières sont analogues, elles sont loin d'être identiques; il en est de même des matériaux glucogènes. Déjà, la seule introduction de la matière carbonée organisable, nécessite des modifications profondes, et celles-ci ne sont, en quelque sorte, que le prélude de remaniements plus complexes encore et plus intimes. La graisse elle-même, en dépit de sa pénétration mécanique, se montrera tout autre par ses propriétés physiques ou les proportions de ses constituants.

Il est donc certain que l'organisme animal *forme, lui aussi, ses principes immédiats*, et ce sont encore les microzymas incolores qui sont les agents actifs de ces transformations. Que ces transformations elles-mêmes soient le plus souvent le résultat d'un travail d'analyse et doivent être considérées généralement comme des dédoublements de molécules complexes, nous l'admettons volontiers, comme il est probable que, dans l'avenir, on démontre encore que ces dédoublements peuvent être le point de départ de formations synthétiques réelles. Mais dès aujourd'hui, nous possédons les preuves les plus convaincantes que les organismes les plus élevés sont aussi des facteurs de *synthèse directe*; nous en avons un exemple frappant en ce qui touche la formation des graisses dans l'organisme animal.

Pendant un certain temps, deux théories étaient en présence : l'une admettait que les végétaux seuls peuvent former de la graisse, les corps gras des animaux étant introduits dans leur intérieur par les aliments. Les carnivores trouvaient cette graisse dans leur proie, les herbivores l'empruntaient aux végétaux. L'autre théorie soutenait que les animaux étaient capables de formér de la graisse en transformant les matières amylacées et sucrées de leurs aliments.

C'est ainsi que les premiers observateurs, Swammerdam, Maraldi, Réaumur croyaient que les abeilles devaient emprunter aux fleurs les matériaux tout formés de la cire et qu'elles n'étaient pas douées de la faculté de faire cette matière de toutes pièces. Cependant, en 1796, Hubert avait vu que ces insectes, nourris de miel pur, continuaient à sécréter de la cire et il en avait conclu à la transformation du sucre en cire. En 1842, Liebig soutint que la graisse animale provient de matières amylacées et que ces matières seules suffisent pour produire l'engraissement. Peu de temps après, MM. Boussingault, Dumas et Payen arrivaient à des conclusions entièrement opposées, ils avançaient « que les matières grasses ne se forment que dans les plantes et qu'elles passent toutes formées dans les animaux. »

Les expériences de Boussingault (1846) et Persoz tranchèrent définitivement la question ; des déterminations directes établirent solidement ces deux faits :

1° Que la graisse peut se produire de toutes pièces dans l'organisme aux dépens de matières féculentes ;

2° Qu'une certaine quantité de matière grasse est nécessaire pour que les aliments féculents puissent se transformer en graisse.

Or les corps gras sont des édifices moléculaires pouvant contenir 3 et même 5 fois plus de carbone que les matières glucogènes ; leur formation dans les conditions précédentes représente donc un véritable travail de synthèse. Si maintenant nous observons que les graisses ne sont autre chose que des éthers de la glycérine et que, dans ses belles recherches sur les fermentations, M. Pasteur a démontré que la glycérine était un produit constant de la fermentation alcoolique ; que, d'autre part, M. A. Béchamp a démontré que les microzymas du foie (1), plongés dans de l'alcool très-dilué produisent une série d'acides gras allant jusqu'à l'acide caprylique et au delà de ce terme, on pourra saisir une fois de plus que les phénomènes de fermentation et d'alimentation sont fondamentalement identiques et qu'il est légitime, d'établir entre ces opérations, si longtemps considérées comme dissemblables, un rapprochement fructueux.

Nous possédons encore un autre exemple très-intéressant de synthèse dans l'organisme animal. Liebig a découvert, dans l'urine des herbivores et dans celle des enfants, un acide azoté bien différent de l'acide urique et qu'il a nommé acide hippurique. Cet acide peut, dans un grand nombre de cas, éprouver un dédoublement fort remarquable. Lorsqu'on fait bouillir la dissolution

---

(1) Les microzymas de la craie également ; expérience relatée plus haut.

aqueuse de cet acide en présence des acides énergiques, l'acide hippurique se dédouble en acide benzoique et en sucre de gélatine ou glycocolle :

$$\underbrace{C^{18}H^{8}AzO^{5}, HO}_{\text{acide hippurique}} + 2\,HO = \underbrace{C^{14}H^{5}O^{3}, HO}_{\text{acide benzoïque}} + \underbrace{C^{4}H^{4}AzO^{3}, HO}_{\text{glycocolle}}$$

Les mêmes transformations se produisent quand on met l'acide hippurique en présence de certains ferments; ainsi l'urine de cheval qu'on laisse putrifier donne, par l'évaporation, une cristallisation abondante d'acide benzoïque, procédé mis en usage pour la fabrication d'une partie de l'acide benzoïque du commerce.

Or, si l'on mêle de l'acide benzoïque aux aliments solides ou liquides, cet acide en s'unissant au glycocolle qui prend naissance dans le foie, fournit inversement de l'acide hippurique qu'il est possible de retrouver dans les urines ; et comme il se forme constamment dans l'organisme, en dehors de toute origine alimentaire, une petite quantité d'acide benzoïque par dédoublement des albuminoïdes, c'est par un procédé de cet ordre, c'est-à-dire par un travail de synthèse que se forme l'acide hippurique normal.

Cl. Bernard considérait encore comme un fait de synthèse, la formation chez les animaux de la matière glucogène; c'est même, d'après lui, le seul exemple sur lequel nous possédions quelques données précises [1]. Il nous est impossible de partager cette opinion, à moins de confondre la formation par dédoublement d'un principe organique avec la création aux dépens des élém nts moins complexes.

---

(1) *Leçons sur les phénomènes de la vie*, 1878, p. 228.

Et maintenant que nous avons exposé les faits, nous pouvons conclure et nous dirons :

Il est inexact de considérer le protoplasma des auteurs classiques, comme la dernière unité morphologique et vitale, car une simple dissolution, fût-elle composée des matériaux chimiques les plus complexes, est incapable de se nourrir, de se multiplier, de se reproduire.

L'élément essentiellement vivant de tout organisme et celui en qui se résume l'activité de l'ensemble est le microzyma.

Les microzymas des différents êtres et, par un même être, des différents tissus, se présentent toujours à l'observation comme des agents de synthèse et d'analyse. Cependant, et sous la double influence de l'état antérieur et de l'état actuel représenté par l'infinie variété des conditions mésologiques (ce dernier mot étant pris dans son sens le plus large), les microzymas présentent de nombreuses et nobles différences dans la portée et dans la direction de leurs actes nutritifs et évolutifs.

A n'envisager que d'une manière générale les deux règnes de la nature organisée, il faut dire que les microzymas végétaux et animaux sont primitivement incolores et qu'à cet état ils possèdent néanmoins déjà, quoique dans une mesure plus restreinte, la propriété de réduire les composés minéraux ou organiques, et de former par synthèse directe ou indirecte les matériaux les plus élevés (ceux de leurs tissus).

Dans la majorité des organismes végétaux et sous l'influence des radiations solaires, la fonction des microzymas est, en outre, de former de la chlorophylle et cette modification, imprimée par eux à leur milieu, en leur permettant d'utiliser la force vive des radiations solaires, développe au maximum leur puissance réductrice. Dès lors, ce qui n'existait auparavant qu'à l'état d'exception devient la règle et l'on assiste, dans les parties vertes des plantes, au fait normal de l'alimentation minérale, de la transformation synthétique des éléments minéraux en composés carbonés organiques et organisables.

C'est pourquoi la circulation du carbone et de la force commence régulièrement par les végétaux et s'achève par l'organisme animal ; et c'est ainsi que, dans l'économie de la nature, nous assistons à la confirmation grandiose de la loi physiologique de la division du travail.

Lille Imp. L. Danel.

www.ingramcontent.com/pod-product-compliance
Ingram Content Group UK Ltd.
Pitfield, Milton Keynes, MK11 3LW, UK
UKHW021028200726
13857UKWH00004B/1653